OBSERVATIONS SUR LES EFFETS DE LA FAIM ET DE LA SOIF

éprouvées après le naufrage de la frégate du Roi, la Méduse en 1816

JEAN-BAPTISTE-HENRI SAVIGNY

1818

Nielrow Éditions - Dijon (France)

ISBN : 978-2-9559619-8-8

THÈSE

Présentée et soutenue à la Faculté de Médecine de Paris, le 26 mai 1818, pour obtenir le grade de Docteur en médecine.

PAR JEAN-BAPTISTE-HENRI SAVIGNY
de Rochefort,
Département de la Charente inférieure,

Ex-Chirurgien de la Marine.

Le premier égoïste dut être un homme souffrant, la douleur centuple le *moi* humain, et concentre toutes nos affections en nous-mêmes. *PETIT (de Lyon), Discours sur la douleur.*

A PARIS,

DE L'IMPRIMERIE DE DIDOT JEUNE
Imprimeur de la Faculté de Médecine, rue des Maçons-Sorbonne, n° 13

1818

TABLE

AVANT-PROPOS

L'intérêt de ce texte de Jean-Baptiste-Henri Savigny est triple : 1° Il complète la relation du naufrage de la Méduse par Alexandre Corréard et du même Jean-Baptiste Savigny, en 1817 ; *Naufrage de la frégate la Méduse, faisant partie de l'expédition du Sénégal en 1816, relation contenant les événemens qui ont eu lieu sur le radeau, dans le désert de Saara, à Saint-Louis et au camp de Daccard, suivie d'un examen sous les rapports agricoles...* 2° Il constitue une plaidoirie plus ou moins déguisée en faveur de son auteur lui-même. 3° Il est un parfait exemple de littérature pseudo-médicale toute dans l'esprit du XIXe siècle.

Savigny n'est pas un grand littérateur, ni un grand médecin. Sa thèse présentée ici, ne lui aurait aujourd'hui rapporté qu'un échec, en supposant qu'elle ait même été imprimée. C'est un texte assez brouillon, répétitif, fautif par endroits. En outre, il s'agit d'un texte pleurnichard en beaucoup d'autres ; et il y avait une raison à cela : Savigny devait se dédouaner des critiques qui se firent entendre sur les conditions de vie et les actes plus ou moins répréhensibles qui eurent lieu sur le radeau. N'oublions pas que lors d'un épisode des plus regrettables, les rescapés valides ou auto-proclamés valides, ont décidé de jeter par dessus bord les malades ou déclarés malades, pour des raisons de rationnement. Savigny affirme qu'il est un des rares à garder son sang-froid pendant l'aventure, tout en colorant son propos de justifications morales au sens de l'époque c'est-à- dire plutôt mentales que psychologiques. *L'aliénation*, voilà la grande cause de ces temps pas si anciens. Et il fallait bien qu'il en soit un peu lui-aussi victime s'il voulait convaincre et ses détracteurs et ses pairs, d'autant que pour ce faire, il n'a pu que prendre son cas pour une généralité. Délire, démence, aliénation, autant de mots savants jadis derrière lesquels on ne voit plus très bien ce que les anciens y voyaient, et qui parsèment cette thèse. Il fallait bien aussi flatter les maîtres, et parmi eux, le maître des mêmes mots, Pinel. Voici pour la partie médicale. Souffrance, misère, malheur, tourments, voilà d'autres mots pour la partie auto-plaidoyer.

Reste la relation des faits. Savigny reprend simplement ce qu'il a déjà raconté avec Corréard dans son ouvrage cité plus haut, en y ajoutant quelques traits plus ou moins en rapport avec son sujet principal, sa thèse de médecine dans laquelle on se demande si Savigny croit lui-même à ce qu'il écrit sur la folie des marins dite aussi *calenture*, terme et concept qui n'ont plus cours aujourd'hui, calenture qui était à l'époque déjà, fortement soupçonnée de n'être pas ce qu'on disait qu'elle était. La chaleur des entreponts des navires causait, d'après certains, une folie qui gagnait les membres des équipages, lorsqu'ils se trouvaient sous les tropiques, et les rendait prompts ensuite à se jeter à la mer. On ne peut que remarquer la faiblesse des arguments employés à l'élaboration de la thèse qui s'avère au final la relation romantique d'une catastrophe dont personne ne sortira complètement indemne : les uns parce qu'ils ont failli à leur devoir, les autres parce qu'ils ont cédé à la panique.

Nielrow

AVANT-PROPOS

La frégate *la Méduse* naufragea le 2 juillet 1816, à douze lieues de terre sur les côtes d'Afrique : on ne put la retirer du danger. L'équipage fut embarqué dans des canots et sur un radeau qui, dans la suite, fut abandonné en pleine mer. Cent cinquante infortunés, du nombre desquels j'étais, montaient cette funeste machine, sur laquelle ils éprouvèrent tous les tourments de la faim et de la soif. Ce sont des lésions physiques et morales occasionnées par des besoins impérieux que j'ai à retracer. Pour mettre de l'ordre dans mon récit, je décrirai les différents degrés qu'elles parcoururent, depuis le moment où les embarcations nous abandonnèrent jusqu'à celui où le hasard conduisit près de nous un navire libérateur, le brick *l'Argus*.

OBSERVATIONS SUR LES EFFETS DE LA FAIM ET DE LA SOIF

éprouvées après le naufrage de la frégate du Roi la Méduse en 1816

Le 5 juillet, à sept heures du matin, nous abandonnâmes notre frégate ; le radeau sur lequel j'étais, étant trop faible, s'était enfoncé sous l'eau, d'une manière telle que nous y étions plongés jusqu'à la partie supérieure des cuisses. Le désir de gagner promptement le rivage nous voilait tout le danger de notre situation, et nous la supportions avec courage. Depuis le lever du jour nous n'avions pris aucune nourriture ; pouvait-on alors avoir d'autre pensée que celle de s'embarquer pour ne pas être délaissé sur *la Méduse*, dont l'évacuation s'opérait avec précipitation et désordre.

Pendant tout le temps que notre bâtiment resta échoué, les soldats, les matelots, les officiers eux-mêmes et les passagers, s'étaient livrés à de rudes travaux ; presque privés de sommeil, prenant leurs repas à la hâte, leurs forces physiques avaient subi une altération bien marquée. Si l'on joint à ces premières causes débilitantes les inquiétudes que chacun dut naturellement concevoir sur la possibilité de se soustraire au péril, inquiétudes sans doute plus prononcées chez les soldats coloniaux, moins accoutumés aux dangers de la mer, on concevra facilement que ces deux effets réunis durent singulièrement les disposer à ces états de fureur et de démence qui fut la source de tous nos désastres.

Deux heures après le départ les canots nous abandonnèrent ; nous cherchâmes quelques moments après les vivres que nous présumions avoir été déposés sur notre radeau, mais nous ne trouvâmes que du vin, et vingt-cinq livres de biscuit qui avait tombé à la mer, en sorte qu'il ne formait plus qu'une pâte marinée. Notre faim pendant cette première journée se fit assez vivement sentir, mais n'arracha à aucun ni plainte ni murmure. Notre premier repas fut un peu de pâte de biscuit délayée dans un demi-verre de vin; le soir, nous en fîmes une seconde distribution égale à la première, et qui nous enleva le peu qui nous restait ; le vin fut alors notre unique ressource.

Dans la nuit, qui fut orageuse, nous perdîmes douze de nos compagnons ; mais nous n'éprouvâmes que faiblement les besoins de la soif et de la faim. Une absorption considérable s'opérait par toute l'extrémité inférieure de nos corps ; j'observerai d'ailleurs que la nuit fut très humide, et que nos habits trempés d'eau de mer nous tenaient dans un bain continuel. C'est à ces causes sans doute que nous dûmes de n'avoir pas éprouvé le sentiment de la soif. Le lendemain, je n'observai aucun changement ; notre faim fut peu vive ; et trois quarts de vin distribués à chacun de nous suffirent pour l'apaiser. Une partie de la nuit fut comme la précédente, sous le rapport des lésions que peut produire l'abstinence ; mais la mer étant devenue orageuse vers le minuit, nos hommes tombèrent dans une sorte de délire, au milieu duquel, se fit impérieusement sentir le manque d'aliments. Ne pouvant apaiser la faim qui les dévorait, leurs imaginations exaltées conçurent la fatale résolution d'adoucir leurs derniers moments en buvant jusqu'à perdre la raison. Ils percèrent aussitôt un tonneau, qui était au centre du radeau, et prirent du vin en assez grande quantité ; ce liquide excitant porta bientôt le désordre dans leurs cerveaux affaiblis ; leur délire se changea en fureur, et un combat cruel éclata sur notre funeste machine. Soixante-trois infortunés y perdirent la vie. Pendant cette nuit j'éprouvai des douleurs presque insupportables à la région épigastrique ;la soif que je ressentais était très modérée, mes jambes pouvaient à peine me soutenir, ma vue était troublée ; j'allais perdre la raison, mais un peu de vin m'y rappela en partie, me donna de nouvelles forces, et apaisa les douleurs qui me déchiraient l'estomac. A la suite du long et sanglant combat que nous soutînmes, nous tombâmes tous dans un engourdissement voisin du coma ; ma sensibilité était tellement affaiblie, que je ne m'aperçus pas de deux coups de sabre assez profonds que je reçus dans la mêlée. Le jour vint, et dissipa du moins en partie ces symptômes affligeants ; il y avait soixante-douze heures que nous avions été abandonnés. Pendant cette troisième journée la faim commença à se faire sentir avec force ; heureusement nous n'éprouvâmes que faiblement le besoin des liquides ; l'absorption qui s'opérait par nos extrémités inférieures l'atténuait ; mais tout active qu'elle était cette absorption, elle ne pouvait remplacer les aliments solides. L'eau de mer à cette époque avait tellement macéré l'épiderme de nos jambes et de nos cuisses, qu'il était presque soulevé ; notre peau était d'un rouge semblable à celui qui survient à la suite de l'application d'un vésicatoire. Notre faim, je le répète, se fit vivement sentir ; j'éprouvais des douleurs intolérables à la région épigastrique. Le moindre obstacle m'irritait-il, j'avais besoin de rappeler toute ma raison pour maîtriser l'impétuosité de mes mouvements ; d'autres, qui avaient été furieux, pendant la nuit, étaient devenus sombres, et fixés à leur place, ne pouvaient proférer une seule parole. Au milieu de ce désordre, quelques infortunés, tourmentés par une faim extrême, et exaltés par l'affreuse position dans laquelle ils se trouvaient, osèrent arracher quelques lambeaux aux cadavres dont était couvert le radeau, et les dévorèrent à l'instant même. Les officiers, quelques passagers, auxquels je me réunis, ne purent vaincre la répugnance qu'inspirait une nourriture aussi horrible ; on décida qu'une plus grande quantité de vin nous serait assignée ; nous essayâmes néanmoins de manger des baudriers de sabres et de gibernes ; nous parvînmes à en avaler quelques petits morceaux ; d'autres mangèrent du linge et des cuirs de chapeaux, sur lesquels il y avait un peu de graisse ou plutôt de crasse ; mais nous fûmes forcés d'abandonner ces moyens, qui n'apportaient aucun soulagement aux angoisses que nous faisait éprouver une abstinence absolue. Un matelot fut jusqu'à porter des excréments à sa bouche, mais ne put les y introduire. Il est difficile de s'imaginer combien était grand le changement physique qu'avaient subi nos corps ; quatre jours de tourments avaient suffi pour rendre méconnaissables les hommes les plus robustes ; ceux d'une habitude maigre et en apparence débile éprouvèrent peu de changement ; en général, l'âge de vingt-cinq à quarante ans fut le plus favorable pour résister à tant de privations ; les enfants, les jeunes gens et les vieillards succombèrent les premiers. Le soir de cette journée, nous eûmes le bonheur de prendre à peu près deux cents poissons volants, que nous partageâmes et dévorâmes aussitôt ; ce repas releva nos forces et nos courages. Ayant trouvé de la poudre à canon, nous parvînmes à faire du feu, qui nous servit à cuire nos poissons ; mais notre portion était si petite, et notre faim si vive, que nous y joignîmes des viandes sacrilèges, que la cuisson rendit moins révoltantes ; ce sont celles auxquelles les officiers touchèrent pour la première fois.

Dans la nuit, un nouveau combat s'engagea, et au jour nous n'étions plus que trente sur le funeste radeau ; mais ceux qui survivaient étaient dans l'état le plus déplorable. L'eau de la mer, en irritant la surface de nos extrémités inférieures, les avait rendues tellement sensibles, que le moindre corps qui les touchait, même légèrement, y déterminait des douleurs atroces ; outre cela, nous étions encore couverts de contusions ou de blessures ulcérées ; notre existence ne pouvait plus être qu'une suite de souffrances que la moindre cause aggraverait. Il y avait alors cinq journées entières que nous étions dans cette horrible position. Pendant tout ce temps, presque continuellement plongés dans l'eau, le sentiment de la soif s'était fait peu sentir ; mais dès que, deux jours plus tard, nous ne fûmes plus que quinze (ayant encore élevé le centre de notre radeau pour pouvoir nous coucher), il devint intolérable ; une soleil de feu nous torréfiait : nos bouches se desséchèrent ; c'était en vain que nous cherchions à exciter la sécrétion de la salive, elle était nulle. Nous nous rationnâmes pour prolonger le plus possible le peu de vin qui nous restait ; lorsque chacun, à l'heure des distributions, avait obtenu sa faible portion, il la conservait dans un petit gobelet de fer blanc, et à l'aide d'un tuyau de plume, il la pompait à plusieurs reprises ; cette opération durait ordinairement plus d'un quart d'heure, et diminuait bien plus notre soif que si nous eussions bu d'un seul trait.

La portion de vin qui fut assignée à chacun étant trop faible pour apaiser la soif qui nous dévorait, il fallut avoir recours à d'autres moyens. Quelques-uns trouvèrent des morceaux d'étain, qui, mis dans leur bouche, y entretenaient une sorte de fraîcheur. Un expédient, qui fut généralement mis en usage, et duquel nous éprouvâmes quelque soulagement, était de mettre dans un chapeau une certaine quantité d'eau de mer ; on s'en lavait la figure et les cheveux à plusieurs reprises, et nous laissions aussi nos mains plongées dans la mer. Quelques autres se mettaient sur le devant du radeau qui était encore submergé. Le hasard nous fit rencontrer deux petites fioles dans lesquelles il y avait une liqueur alcoolique pour nettoyer les dents ; celui qui les possédait les réservait avec soin, et accordait avec peine une ou deux gouttes de ce liquide dans le creux de la main. Cette liqueur, qui, à ce que je pense, était une teinture de gaïac, de cannelle, de girofle et autres substances aromatiques, produisait sur nos langues une impression délectable, et diminuait pour quelques instants les tourments de la soif. L'excès du malheur nous rendait industrieux ; aussi mettions-nous en usage le peu de forces qui nous restait pour tâcher de découvrir sur notre radeau quelques moyens d'alléger nos souffrances. Nous parvînmes à rencontrer une trentaine de gousses d'ail, et leur mode d'action sur les organes du goût n'était pas sans produire quelque soulagement. Exténués par les plus cruelles privations, la moindre sensation agréable était pour nous un bonheur ; aussi recherchait-on avidement un petit flacon vide que possédait M. Coudin, et dans lequel il y avait eu autrefois de l'essence de roses. Dès qu'on pouvait le saisir, on respirait avec délices l'odeur qu'il exhalait, et qui portait dans nos sens les impressions les plus douces. L'arôme seul du vin nous était extrêmement agréable, et plusieurs fois j'ai éprouvé un grand soulagement en sentant le vase qui l'avait contenu.

Nous étions arrivés au neuvième jour de nos souffrances ; cette faim qui, dans le commencement, nous avait cruellement tourmentés, était devenue presque nulle ; mais notre soif était inextinguible. J'ai cruellement été éclairé sur cette vérité, que le besoin de la soif est bien plus pénible à supporter que celui de la faim. En effet, le premier causait seul alors tous nos maux, tandis que l'autre arrachait à peine la plus légère plainte. Si l'on désirait ardemment voir arriver l'heure des distributions, ce n'était que pour savourer une faible portion de vin ; mais je l'ai déjà dit, elle était insuffisante ; et, outre les moyens que j'ai déjà signalés pour rafraîchir nos bouches desséchées, quelques-uns de nous s'avisèrent de boire de l'urine. Pour qu'il fut possible de l'avaler, on la faisait refroidir dans des petits vases de fer-blanc ; j'ai observé que celle de quelques personnes était plus agréable à boire. Il y avait un passager qui ne put jamais réussir à en avaler ; il la donnait à ses compagnons, qui lui trouvaient un goût agréable ; chez quelques autres elle devint épaisse et extrêmement âcre ; mais ce qui est digne de remarque, c'est qu'à peine l'avait-on bue, qu'elle occasionnait une nouvelle envie d'uriner. J'essayai à boire de l'eau de mer ; mais ce moyen, loin de diminuer ma soif, ne fit que l'augmenter, tandis que l'urine jouissait réellement de quelques propriétés rafraîchissantes.

Parvenus à cet excès de misère, nous tombâmes dans un tel état de faiblesse, que nous ne pouvions tenir debout plus d'une demi-minute sans éprouver des défaillances ; aussi restions-nous continuellement couchés. Les premiers jours de notre abandon, pendant les nuits qui sont très fraîches dans ces climats, nous supportions assez facilement l'immersion ; mais durant les dernières que nous passâmes sur notre machine, toutes les fois qu'une vague déferlait sur nous, elle produisait une impression très douloureuse, et nous arrachait des cris effroyables. Nous étions presque nus, le corps et la figure flétris de coups de soleil ; dix des quinze pouvaient à peine se mouvoir ; nos membres étaient dépourvus d'épiderme, nos blessures changées en larges ulcères ; une profonde altération était peinte dans tous nos traits ; nos yeux caves et presque farouches, nos longues barbes, nous donnaient encore un air plus hideux ; nous n'étions plus que les ombres de nous-mêmes. Enfin, le treizième jour de notre abandon, nous fûmes miraculeusement recueillis par le navire *l'Argus*.

Le premier soin du chirurgien de bord fut de panser nos blessures et de nous administrer du bouillon, dans lequel on avait versé d'excellent vin ; son intention était sans doute de nous faire observer un régime sévère pendant quelques jours, et de nous conduire peu à peu à l'usage des aliments de difficile digestion : mais un homme qui a manqué de tout pendant un long temps, et qui se voit tout à coup au milieu de l'abondance, n'écoute guère la voix de la sagesse ; aussi quelques-uns, dès le lendemain, s'obstinèrent à prendre des aliments solides en grande quantité, et payèrent, par des douleurs atroces dans tout le conduit digestif et des vomissements abondants leur fatale imprudence. Les plus malades cependant furent soigneusement surveillés, et pas un d'eux ne se livra à des excès qui auraient fortement compromis son existence. Tous les soins qu'on leur prodigua ne purent cependant garantir de maladies sérieuses la plupart d'entre eux ; trois succombèrent en très peu de temps, terrassés par des fièvres adynamiques et des dysenteries cruelles.

Ce n'est qu'avec une extrême lenteur que nos forces sont revenues ; mais elles sont loin d'être les mêmes qu'avant notre départ d'Europe. Des douleurs presque générales m'avertissent fréquemment des variations atmosphériques ; mes digestions sont lentes et pénibles, et je puis dire que depuis près de deux ans j'ai eu la colique au moins dix-huit mois. Ma barbe s'est développée presque tout à coup, et dans l'espace de quarante jours, c'est-à-dire pendant la traversée du Sénégal en France. Pendant les deux premiers mois après que j'ai été sauvé, mon corps a pris un accroissement en grosseur tout à fait remarquable ; j'étais pendant ce temps d'une voracité extraordinaire, quoique les vivres que nous avions sur la corvette *l'Écho* fussent peu délicats. La sécrétion de l'urine était tellement active chez moi, que pendant les nuits j'étais obligé de me lever jusqu'à quinze ou vingt fois ; j'en étais tellement alarmé, et croyais être atteint du diabète ; je la rendais limpide, sans odeur et sans saveur qui annonçât la présence de sels. Était-ce la suite de mes souffrances, ou la crainte que m'imprimait une traversée sur mer qui avait porté leur influence sur les voies urinaires ? Rendu à Brest, tout revint à l'état naturel peu de jours après.

La plupart de ces changements ont disparu, mais mon embonpoint a diminué ; et les douleurs que j'éprouve dans toutes les parties ont tellement augmenté, que, dans certaines journées, je ne puis faire à pied plus d'un quart de lieue sans être exténué de fatigue.

Lésions morales

Dès que j'eus acquis la conviction de notre abandon, voici ce que j'éprouvai.Je fus vivement saisi, les images les plus noires et les plus affreuses venaient en foule se présenter à mon imagination, qui, dans un seul instant, analysa avec effroi toute l'horreur de notre position : les tourments de la faim, ceux de la soif,la presque certitude de ne revoir jamais ma patrie et mes amis, était l'affligeant tableau qui était là devant moi, et dont je ne pouvait détourner les yeux ; je sentais un poids incommode sur l'épigastre, mes genoux fléchissaient sous moi, mes mains cherchaient machinalement un point d'appui ; je pouvais à peine articuler quelques mots ; un froid semblable à l'application de lames de métal sur toute la périphérie de mon corps, mais particulièrement dans les régions vertébrales, se renouvelait de distance en distance ; ma paupière supérieure, s'abaissant involontairement sur l'inférieure, y déterminait un froid presque glacial, qui s'étendait sur les deux rebords palpébraux. Cet état cessa bientôt, et alors se développèrent toutes mes facultés intellectuelles. Faisant taire en moi ce sentiment impérieux, la crainte de la mort, je cherchai à verser quelques consolations dans le cœur de mes infortunés compagnons, qui presque tous étaient dans un état de stupeur. Je suis loin sans doute d'attribuer ces premières impressions aux effets de l'abstinence ; mais je les signale comme les premiers pas vers cet état d'aliénation qui, dans la suite, reconnut pour cause principale les tourments de la faim. L'effroi dont je fus frappé, ainsi que mes compagnons, au moment du départ des canots, nous fut inspiré par l'idée d'un péril affreux ; mais ne puis-je pas dire que nous fûmes d'autant plus vivement frappés, que nos forces physiques, affaiblies par quatre jours de fatigue, une immersion de trois heures, et un jeûne de dix-huit, étaient moins susceptibles de réagir contre les forces morales exaltées par le désespoir ?

De la consternation, les soldats et matelots se livrèrent à un désespoir violent, qui se signala par des cris de fureur et de vengeance ; tous voyaient leur perte infaillible, et annonçaient par leurs clameurs les sombres pensées qui les agitaient. Quelques personnes d'un esprit ferme se réunirent à moi pour consoler ces infortunés. Nos discours furent d'abord inutiles pour calmer leurs craintes, que nous partagions cependant comme eux, mais qu'une plus grande force de caractère nous faisait dissimuler ; cependant une contenance assurée, des propos consolants parvinrent peu à peu à les rappeler à des sentiments plus raisonnables, mais ne purent entièrement dissiper l'effroi que devait naturellement inspirer une position si horrible. Nous parvînmes néanmoins à soutenir le courage de ces hommes en leur persuadant que sous peu ils pourraient se venger sur ceux qui nous avaient si indignement abandonnés. Cet espoir de vengeance, il faut l'avouer, nous animait tous également, et nous vomissions mille imprécations contre ceux qui montaient les canots, et dont le fatal égoïsme nous livrait à tant de maux et de dangers. Il nous semblait que nos souffrances eussent été moins grandes si tout l'équipage de la frégate les eût partagées avec nous ; rien n'est plus pénible pour le malheureux que de savoir que ceux qui l'ont plongé dans l'infortune jouissent de toutes les faveurs du sort. Enfin tous nos soldats et matelots finirent par s'encourager mutuellement, et leurs imaginations s'élevèrent jusqu'à l'exaltation ; c'est dans ces moments d'un danger imminent qu'on peut observer avec quelle force le moral réagit sur le physique. Quelques hommes fermes suffisent alors pour ranimer les esprits ; leur contenance assurée fait bientôt régner le courage et la force là où, un instant avant, on ne voyait que découragement et faiblesse. Quelle influence un chef courageux ne doit-il pas avoir sur ceux qu'il commande ? Je ne me flatterai pas (et personne ne se flattera), d'avoir eu assez de fermeté pour observer toujours avec calme les altérations physiques et morales de ceux qui m'environnaient ; je parle à des hommes qui ont étudié la nature, et qui savent que nul mortel ne peut impunément braver les besoins les plus pressants et la vue d'un péril affreux suspendu sur sa tête ; mais, moins frappé que la plupart de ceux qui m'entouraient, j'ai pu, dans plus d'une circonstance, lire sur leurs visages les ravages terribles que produisirent le désespoir et une abstinence absolue. Après ce premier mouvement d'exaltation, les soldats et matelots étant revenus à eux-mêmes, nos premières pensées, nos premières actions se dirigèrent vers les moyens de pouvoir gagner le rivage et de nous procurer des aliments. Le désir impérieux de la conservation fit pour un moment taire toutes les craintes ; nous élevâmes une voile sur notre radeau ; tout le mode travailla avec une sorte de délire ; pas un de nous n'envisageait alors le péril qui nous environnait.

La journée se passa assez tranquillement. La nuit arriva enfin, le ciel se couvrit de nuages épais, les vents se déchaînèrent, et soulevèrent la mer d'une manière effrayante ; les craintes se réveillèrent, les cris éclatèrent de toute part ; roulés par les flots de l'arrière à l'avant, et de l'avant à l'arrière ; quelquefois précipités dans la mer, flottant entre la vie et la mort, gémissant sur notre infortune, certains de périr, disputant néanmoins un reste d'existence à cet élément cruel qui menaçait de nous engloutir, telle fut notre position jusqu'au jour. L'on entendait à chaque instant les cris lamentables des soldats et des matelots ; ils se préparaient à la mort, se faisaient leurs derniers adieux, et imploraient la protection du ciel. Dans cette pénible nuit, j'eus assez de fermeté pour rester calme au milieu de ce désordre, et j'ai observé l'état moral de nos hommes. Déjà régnait beaucoup d'incohérence dans leurs discours ; aux souvenirs de leurs familles, de leur patrie et de leurs amis, succédaient tout à coup des idées bizarres ; les uns criaient qu'ils apercevaient la terre, d'autres, des navires qui venaient à notre secours ; tous nous annonçaient par des cris répétés ces visions fallacieuses. Deux jeunes mousses et un boulanger ne craignirent pas de se donner la mort en se précipitant dans la mer, après avoir fait leurs derniers adieux à leurs compagnons d'infortune. *Nous partons*, dirent-ils, et ils disparurent. Telle fut la première invasion de cette terrible démence, que plus tard nous allons voir sévir de la manière la plus cruelle et moissonner une foule de victimes.

Le jour vint, et ramena un peu de calme parmi nous ; quelques infortunés cependant dont j'étais entouré ne jouissaient pas alors de toutes leurs facultés intellectuelles ; mais généralement les lésions morales étaient peu prononcées. Un jeune homme intéressant, à peine âgé de seize ou dix-sept ans, me demandait à chaque instant : *Quand mangerons-nous ?* Il s'était attaché à moi, et me suivait partout en me faisant cette question. Dans cette journée, je vis M. Griffon se jeter à la mer, je l'en retirai moi-même ; ses réponses étaient vagues ; je lui prodiguai des consolations, et l'engageai à supporter avec courage toutes les privations auxquelles nous étions exposés. Mais tous mes soins furent inutiles, je ne pus le rappeler à la raison ; il ne donnait aucune marque de désespoir, et paraissait méconnaître toute l'horreur de notre position ; je parvins cependant à lui arracher quelques mots vides de sens, mais je fus forcé de l'abandonner, et le recommandai à quelques-uns de nos compagnons, car il était comme absorbé dans ses noires réflexions. Quelques instants après, il se jeta encore à la mer, mais, par une espèce d'instinct, il se tenait à une pièce de bois qui dépassait le radeau ; on le retira une seconde fois. L'espoir que nous conservions encore de voir les canots venir à notre secours nous faisait supporter les tourments de la faim ; mais à la nuit, les vents augmentèrent de violence, et bouleversèrent la mer. La nuit précédente avait été affreuse, celle-ci fut plus horrible encore ; des montagnes d'eau nous couvraient à chaque instant, et venaient se briser avec fureur au milieu de nous. Nous étions tous exténués de fatigue et de besoin, et il nous fallut encore lutter contre une mer en furie. Je me tenais fortement à une corde pour ne pas être enlevé par les vagues ; je calculais encore avec assez de fermeté toute l'étendue du danger auquel j'étais exposé ; je sentais cependant que quelquefois mes idées se troublaient, et plusieurs objets imaginaires me passaient devant les yeux ; une faim dévorante me déchirait les entrailles ; je demandais avec insistance à tous ceux qui m'environnaient s'ils n'avaient pas quelques morceaux d'aliments pour calmer mes souffrances ; j'éprouvais à l'estomac des douleurs atroces, comme si l'on m'eût arraché cet organe avec des tenailles ; des mouvements de rage s'élevaient dans mon cœur. Un militaire qui avait eu l'adresse de conserver un peu de biscuit m'en donna un morceau, pesant à peu près un quart d'once ; je le reçus comme un bienfait signalé, car il calma les vives douleurs que j'éprouvais. Je m'abandonnai de nouveau à mes réflexions ; tout, dans ce moment, me parut moins affreux.

Les soldats et matelots ne pouvant satisfaire les besoins pressants qu'ils éprouvaient, et croyant qu'ils allaient être engloutis, résolurent d'adoucir leurs derniers instants en buvant jusqu'à perdre la raison, fatale résolution que leur suggéra le désespoir. Ils se précipitèrent sur un tonneau qui était au centre du radeau, le percèrent, et prirent chacun une assez grande quantité de vin. Ce liquide excitant ne tarda pas à porter le désordre dans des imaginations déjà égarées par la présence du danger. Ainsi excités, ces insensés voulurent entraîner dans leur perte celle de leurs compagnons. Mais quelques hommes jaloux de prolonger leur existence se réunirent à ceux qui voulaient conserver le radeau, que les furieux essayaient de détruire. Un combat cruel s'engagea, et les séditieux furent repoussés. La folie chez quelques-uns faisait naître des idées barbares ; cinq ou six soldats saisirent un capitaine d'infanterie qui était également aliéné, ils le jetèrent à la mer ; nous nous en aperçûmes, et le sauvâmes ; ils s'en emparèrent une seconde fois, et voulaient lui crever les yeux avec un canif. En général, tous ces militaires en voulaient plus particulièrement à leurs chefs ; quelles en étaient les raisons ? Tout enfin rentra à peu près dans l'ordre, et les soldats, loin de pousser des cris menaçants, nous demandèrent un pardon qui leur fut à l'instant accordé ; transition subite qui caractérise pleinement l'état dans lequel ils étaient.

Nous n'étions certainement pas plus de vingt ou vingt-cinq animés par l'espoir d'être sauvés ; mais, quoique en apparence nous eussions formé un plan raisonnable, celui de conserver le radeau, qu'on ne pense pas qu'au milieu de ce tumulte nous ayons entièrement joui de notre raison, l'inquiétude, les privations les plus cruelles l'avaient altérée ; mais, moins aliénés que les soldats, nous nous opposâmes énergiquement à leur détermination. Voici ce que j'éprouvai pendant le temps où, comme je l'ai dit plus haut, je m'abandonnais à mes réflexions après avoir pris un petit morceau de biscuit. Mes yeux se fermaient malgré moi, et je sentais un engourdissement général. Dans cet état, des images assez riantes berçaient mon imagination ; je voyais autour de moi une terre couverte de belles plantations, et je me trouvais avec des êtres dont la présence flattait mes sens ; je raisonnais sur ma situation, j'en appréciais tout le danger, et je sentais que le courage et quelques aliments pourraient seuls m'arracher à cette espèce d'anéantissement ; aussi demandai-je un peu de vin au maître canonnier, qui m'en procura, et je revins un peu à moi-même. Ceux de mes compagnons que j'ai interrogés ont tous éprouvé les mêmes sensations. Les infortunés qu'assaillaient ces premiers symptômes, et qui n'avaient pas la force de les combattre, en devenaient furieux, ou tombaient dans un anéantissement auquel on ne pouvait les arracher ; d'autres se précipitaient à la mer, faisant leurs derniers adieux à leurs camarades avec une sorte de sang-froid ; les uns disaient : *Ne craignez rien, je pars pour vous chercher des secours, et dans peu vous me reverrez* ; d'autres s'élançaient à la mer comme pour atteindre quelque objet qu'ils croyaient apercevoir. Je vis des infortunés courir sur leurs camarades le sabre à la main, et leur demander une *aile de poulet et du pain* pour apaiser la faim qui les dévorait. Quelques malheureux demandaient leurs hamacs (lits dont on se sert à bord des vaisseaux), *pour aller*, disaient-ils, *dans l'entre-pont de la frégate prendre quelques instants de repos*. Plusieurs se croyaient encore à bord de *la Méduse*, entourés des mêmes objets qu'ils y voyaient journellement. J'eus un moment de conversation avec un de mes compagnons, il me disait : *Je ne puis m'imaginer que nous sommes sur un radeau, je me crois toujours sur notre frégate.* Mon jugement errait également sur ce point. *Je sens*, me disait un officier, *que je vais devenir fou.* M. Corréard croyait parcourir les belles campagnes de l'Italie, M. Griffon lui dit gravement : *Je me rappelle que nous avons été abandonnés par les embarcations ; mais ne craignez rien, je viens d'écrire au gouvernement, et dans peu d'heures nous serons sauvés.* M. Corréard lui répondit, comme s'il eût été dans un état ordinaire : *Avez-vous un pigeon pour porter vos ordres avec autant de célérité ?* Les cris, le tumulte, dissipèrent pour quelques instants cet état de stupeur ; mais, dès qu'après un combat opiniâtre la tranquillité fut rétablie, nous retombâmes dans le même anéantissement ; il fut tel, que le lendemain je crus sortir d'un sommeil pénible, et que je demandai à ceux qui m'entouraient, si pendant la nuit ils avaient vu des combats et entendus des cris de désespoir ; quelques-uns me répondirent que les mêmes visions les avaient continuellement tourmentés, et qu'ils étaient excédés de fatigue. Comme moi, ils croyaient avoir été agités par des songes terribles. M. Dupont, capitaine d'infanterie, était dans un état d'anéantissement profond, duquel il ne sortit que parce qu'un matelot, entièrement aliéné, voulait lui couper le pied avec un mauvais couteau ; la vive douleur qu'il éprouva lui rendit la raison. C'est lui-même qui m'a communiqué cette observation, et il a ajouté que pendant la nuit son imagination avait été continuellement troublée.

Tous ces différents symptômes ont beaucoup de rapport avec ceux d'une affection particulière aux marins, lorsqu'ils voyagent sous des latitudes très chaudes, particulièrement dans le voisinage de la ligne équinoxiale ou vers les tropiques : cette affection a été décrite par *Sauvages* sous le nom de *calenture*.

«L'invasion de cette maladie se fait pendant la nuit et tandis que le sujet est endormi : l'individu se réveille privé de l'usage de sa raison ; son regard étincelant, ses gestes menaçants expriment la fureur ; ses discours prolixes sont insignifiants et sans suite ; il s'échappe de son lit, s'éloigne de l'entrepont, et court sur le pont ou sur les gaillards du vaisseau : là il croit voir au milieu des ondes des arbres, des forêts, des prairies émaillées de fleurs ; cette illusion le réjouit, sa joie éclate par mille exclamations ; il témoigne le plus ardent désir de se jeter dans la mer : il s'y précipite en effet, croyant descendre dans un pré ; et sa mort est certaine, lorsque ses camarades n'ont pas assez d'agilité ou n'ont pas été en nombre suffisant pour s'opposer au caprice de sa démence. Sa force est si extraordinaire dans cette crise, que, souvent, quatre hommes vigoureux ont peine à l'arrêter. » (Dictionnaire des Sciences médicales).

Il y a beaucoup d'analogie entre le premier symptôme indiqué dans cet article et ce que j'ai observé ; c'est effectivement pendant la nuit qu'éclata la démence qui nous frappa : et dès que le jour venait nous éclairer, nous étions beaucoup plus calmes ; mais l'obscurité ramenait le désordre dans nos cerveaux affaiblis. J'ai eu lieu de remarquer sur moi-même que mon imagination était beaucoup plus exaltée dans le silence des nuits ; alors tout me paraissait extraordinaire et fantastique. « L'individu se réveille privé de l'usage de sa raison ; son regard étincelant, ses gestes menaçants expriment la fureur, etc. etc. » Cette disposition n'était pas constante chez tous les individus qui m'entouraient ; pendant l'espèce de sommeil dans lequel j'étais plongé, à mon réveil même j'appréciais, d'une manière bien confuse à la vérité toute l'étendue du danger auquel j'étais exposé, et je cherchais à éloigner de moi les songes trompeurs qui m'assiégeaient. Beaucoup de mes compagnons que j'ai interrogés ont éprouvé les mêmes sensations que moi, mais d'autres devenaient complètement aliénés.

«Tout ce qui est rapporté par le peu d'écrivains qui ont vu la calenture prouve qu'elle n'est point, ainsi que l'ont pensé plusieurs médecins, le produit d'un coup de soleil : l'époque toujours nocturne de son invasion et l'absence des signes extérieurs à l'insolation ruinent entièrement cette hypothèse vulgaire. Les faits recueillis concourent unanimement à établir que la calenture reconnaît pour cause la chaleur permanente, excessive, qui embrase l'atmosphère et se concentre dans l'intérieur des vaisseaux ; pendant la nuit, les écoutilles étant fermées, l'air ne peut être renouvelé ; il se corrompt incessamment par l'effet des émanations animales, des phénomènes de la respiration, dans un milieu que la chaleur seule de la zone torride rend délétère : le sang, déjà très raréfié par l'influence du climat, se porte en trop grande quantité dans l'organe encéphalique, et exerce sur les nerfs cérébraux une lésion qui, aidée par l'impureté de l'air vital, donne lieu à ce délire phrénétique. » (Dictionnaire des Sciences médicales).

Je regarde comme chose certaine que les chaleurs excessives qui règnent dans les tropiques aggravèrent singulièrement notre état de démence. J'ose même assurer qu'un évènement semblable qui aurait lieu dans les mers du nord, mais qui cependant ne durerait pas plus de trois à quatre jours, n'entraînerait pas après lui une catastrophe aussi terrible que celle qui eut lieu dans le même espace de temps sur notre radeau ; si le terme se prolongeait, je crois alors que les résultats seraient les mêmes. « Sous la zone torride, le sang trop raréfié se porte en trop grande quantité vers l'organe encéphalique, et exerce sur les nerfs cérébraux une lésion qui, aidée par l'impureté de l'air vital, donne lieu à ce délire phrénétique. » On ne peut, il est vrai, se figurer combien la circulation est accélérée lorsqu'on est exposé aux feux du soleil de l'équateur. J'éprouvais des maux de tête insupportables ; je pouvais à peine maîtriser l'impétuosité de mes mouvements ; pour me servir d'une phrase très connue, *Mon sang bouillonnait dans mes veines*. Tous mes compagnons étaient atteints de la même excitation ; chacun éprouvait le besoin d'exhaler ou sa rage ou son désespoir. J'ai couru de grands dangers dans les mers du nord (c'était aux mois de décembre et de janvier), mais jamais je n'ai éprouvé rien d'aussi pénible que ce que je ressentis lorsque *la Méduse* échoua ; je puis établir une comparaison exacte, puisque le même accident m'arriva par les 55° latitude nord.

Tels sont les rapports qui existent entre la calenture et l'aliénation qui frappa les tristes victimes du radeau. Les symptômes ont entre eux une analogie frappante ; mais les causes sont-elles les mêmes ? On dit que « la calenture reconnaît pour cause la chaleur excessive et permanente qui embrase l'atmosphère et se concentre dans l'intérieur des vaisseaux, les écoutilles et les sabords étant fermés. » Mais, sur notre fatale machine, la chaleur ne pouvait être concentrée, puisque nous étions en plein air ; il est bon aussi d'observer que, dans ces climats, les nuits sont extrêmement fraîches. Au reste, c'est bien une calenture (fièvre) qui nous frappa, mais d'un genre particulier, et dont l'action était dirigée sur l'organe encéphalique. D'ailleurs, je crois encore que cette fièvre peut attaquer des individus exposés aux feux du soleil équatorial, sans que la chaleur soit concentrée dans l'entrepont des vaisseaux ; car voici un exemple en tout semblable à ce que j'ai éprouvé moi-même, et qui m'a été fourni par M. Brédif, qui se sauva dans une chaloupe ; il s'exprime ainsi :

« Vers les trois heures du matin, la lune étant couchée, excédé de besoin, de fatigue et de sommeil, je cède à mon accablement, et je m'endors malgré les vagues prêtes à nous engloutir. Les Alpes et leurs sites pittoresques se présentent à ma pensée ; je jouis de la fraîcheur de l'ombrage ; je renouvelle les moments délicieux que j'y ai passés ; et comme, pour ajouter à mon bonheur actuel par l'idée du mal passé, le souvenir de ma bonne sœur fuyant les Cosaques avec moi dans les bois de Kaiser-Lantern, qui s'étaient emparés de l'établissement des mines, est présent à mon esprit. Ma tête était penchée au-dessus de la mer ; le bruit des flots qui se brisaient contre notre frêle barque produit sur mes sens l'effet d'un torrent qui se précipite du haut des montagnes ; je crois m'y plonger tout entier. » Dans les canots cependant il n'y eut point de délire phrénétique ; il est vrai que leur position était bien moins critique que la nôtre ; car, outre la certitude de gagner la terre qu'ils apercevaient, ils avaient encore à leur disposition du biscuit, un peu d'eau douce et du vin ; mais ce que dit M. Brédif n'annonce-t-il pas une véritable fièvre cérébrale, ou calenture ? Concluons donc que, si comme je le pense, cette affection attaqua les victimes du radeau, elle fut aggravée par d'autres causes ; et la principale n'était-elle pas l'abstinence ?

Le jour ramena le calme parmi nous ; ce n'était plus ce délire qui nous portait à nous précipiter les uns sur les autres pour nous ravir un reste d'existence. La plupart des esprits se portèrent vers un même but, celui de la conservation commune ; nous étions cependant loin encore d'être dans cet état où l'homme jouit pleinement de sa raison : je puis maintenant apprécier combien était grand le changement moral qui s'était opéré en moi. Avant mon départ pour l'Afrique, j'étais patient, doux et confiant ; mais là j'étais devenu emporté, ombrageux, téméraire jusqu'à l'excès : ceux de mes camarades que j'ai interrogés ont éprouvé tous les mêmes changements.

La journée ayant été assez belle, le calme régna parmi nous : quelques hommes cependant étaient encore aliénés ; mais leur délire n'avait rien de furieux. Un nommé Lenormand, chef d'atelier, arrivé de Paris pour faire partie de l'expédition, se croyait encore dans la Capitale ; il disait à un nommé Lavillette : *Allez chez le marchand de vin que vous voyez au coin, pour préparer un litre, je vous suis* ; il se jeta à la mer, voulant se rendre dans la maison qu'il croyait apercevoir. La nuit survint ; mais j'éprouvai moins que dans les deux premières cet accablement que j'ai signalé plus haut, et je fus moins tourmenté par ces foules de visions qui troublaient mon imagination ; j'errais cependant toujours sur un point, je me croyais toujours à bord de la frégate. Le soleil vint enfin nous éclairer pour la troisième fois ; chacun de nous observant d'un côté l'immensité des mers, de l'autre l'air embrasé du désert de Sahara, ne doutait plus que notre seul espoir était de terminer le plus promptement possible une existence dont les derniers instants ne pouvaient être qu'une suite de souffrances les plus cruelles. Le manque d'aliments surtout nous arrachait des plaintes ; lorsque j'éprouvais les vives douleurs qu'il m'occasionnait, mon imagination s'exaltait, et je crois que le moindre obstacle m'eût rendu furieux. Elles n'étaient pas continues, et revenaient par crises plus ou moins fortes. Voici une observation qui m'a été communiquée par un médecin très distingué de la ville de Rochefort ; elle mérite trop d'être connue, et a d'ailleurs trop de rapport avec ce que j'ai dit pour que je ne la fasse pas connaître. Une dame, depuis que la réforme a été établie dans nos usages relatifs à la table, et qu'on a généralement supprimé un repas : une dame, dis-je, avait cru que son café, pris le matin, suffirait pour éloigner son appétit jusqu'à l'heure trop reculée du dîner ; elle y réussit avec peine : mais tous les jours, vers les deux heures son humeur s'aigrissait, et cette dame devenait d'une susceptibilité et d'une irascibilité extrêmes. Un déjeûner plus nourrissant mit fin à ces dispositions fâcheuses.

La nuit qui succéda vit encore régner le désordre sur notre fatal radeau ; ce fut un accès réel auquel donna lieu le désespoir de ne pas avoir vu arriver de secours. Nos hommes se livrèrent à une aveugle rage, et dans leur égarement ils conçurent le projet de jeter tous leurs chefs à la mer : qui avait pu leur inspirer ce dessein ? Un extrême malheur rend-il l'homme encore plus cruel que les féroces hôtes des déserts de l'Afrique ? L'excès de la misère le met-il en dehors des bornes dans lesquelles la nature a voulu resserrer ses lois physiques et morales ? « La privation d'aliments et de boissons a plus d'une fois excité à la fureur les hommes les plus doux : je me borne ici à invoquer le témoignage de ceux qui ont supporté pendant quelque temps les tourments de la faim, et ceux surtout de la soif. Que l'on consulte les relations de ces infortunés, et on les verra s'accorder sur la propension qui s'est développée en eux, à devenir hargneux, querelleurs, emportés et furieux, sans que pour cela leur fureur ait toujours eu l'alimentation pour objet. » (Dictionnaire des Sciences médiales, art. Fureur). Cette observation dépeint fidèlement ce qu'une cruelle expérience m'a trop bien démontré. J'observerai encore que les trois hommes qui furent abandonnés sur *la Méduse* pendant cinquante-deux jours, quoique cependant dans une position moins critique, ne purent vivre en bonne intelligence. Chacun d'eux se tenait dans un des coins du navire, comme dans une sorte de retranchement ; ils ne sortaient de leur retraite que pour aller à la recherche des vivres ; et lorsqu'ils se rencontraient, ils devenaient furieux, et voulaient se détruire à coups de couteau. Une scène semblable eut lieu dans une embarcation ; M. Brédif la raconte ainsi : « Il y avait deux jours que notre équipage n'avait bu ; les matelots voulaient aller à terre, les officiers s'y opposèrent ; mais les marins avaient le sabre à la main : une boucherie épouvantable fut à la veille d'avoir lieu à bord de ce malheureux canot. » Enfin, un troisième acte de désespoir nous priva encore de treize compagnons ; et de cent cinquante nous ne restâmes plus que quinze pendant cinq journées entières : c'est l'histoire de ces cinq jours que je vais retracer.

Pendant le temps qui venait de s'écouler, l'altération de nos facultés intellectuelles nous avait en quelque sorte voilé tout ce que notre position avait d'affreux ; au milieu de ces scènes de désespoir et de carnage, nos caractères étaient entièrement changés. La méfiance, l'égoïsme, la brutalité même, étaient les seules passions qui agitaient nos cœurs ; l'on voyait avec une barbare indifférence le corps d'un compagnon d'infortune qui venait de succomber sous le poids de tant de privations. Mais qu'on se rappelle que des infortunés accablés de misère, pour qui l'univers était borné à un plancher de quelques toises que se disputaient les vagues au-dessus de l'abîme ; que ces infortunés, dis-je, avaient cessé d'être des hommes qui étaient incapables de calculer leurs actions, toujours dictées par une imagination déréglée et troublée par le désespoir. La mémorable retraite de Moscou nous offre de ces exemples trop affligeants pour l'humanité. M. Bunoust, docteur en médecine de cette faculté, a fourni une observation trop intéressante, et trop d'accord avec ce que j'ai vu pour que je puisse me dispenser de la citer. L'homme qui a éprouvé de grands revers éprouve une espèce de plaisir à s'entretenir de malheurs analogues à ceux auxquels il a échappé.

« Spectateur, acteur dans tout le cours de cette mémorable expédition, j'ai vu cette masse d'hommes, naguère la terreur de nos ennemis, et vainqueurs des deux tiers de l'Europe, harassés de fatigue, tourmentés par la faim, en proie à tous les genres de souffrances, luttant contre les derniers besoins, n'avoir plus qu'un aspect... celui de la mort. J'ai vu ces guerriers, naguère si fiers, si courageux, surmontant tous les obstacles, se jouant de tous les périls, couverts de haillons, pâles, défaits, les cheveux et la barbe hérissés de glaçons, s'abandonner au désespoir, ne rêver que désastres et catastrophes, faisant de vains efforts pour échapper à l'action destructive d'un froid glacial. J'ai vu ces soldats, naguère si bien disciplinés, aigris par la position malheureuse dans laquelle ils se trouvaient réduits, refusant aux officiers (encore plus malheureux qu'eux, enveloppés dans des manteaux à moitié brûlés), auxquels ils obéissaient jadis, un regard de pitié et un léger mouvement d'assistance. L'insensibilité générale faisait marcher sur le cadavre même de son compagnon tombé à ses côtés ; et on allait périr soi-même à quelques pas plus loin, sous le souffle mortel de l'aquilon. C'est dans ces circonstances qu'on pouvait aisément observer à quel degré de brutalité peut nous porter un excès de misère. Ceux-mêmes qui auparavant étaient probes, sensibles et généreux, devenaient égoïstes et méchants ; les meilleurs amis ne se connaissaient plus ; chacun était sourd aux prières ; et si l'on s'approchait quelquefois sur le point d'expirer, c'était pour le dépouiller, et voir s'il ne lui restait pas quelque peu d'aliments. Tels étaient ces restes déplorables de cinq cent mille guerriers qui auraient toujours été l'honneur de la France et l'effroi de ses ennemis. »

On peut à peine s'imaginer tous les changements moraux que font naître le désespoir et la misère ; et, comme l'a dit un auteur moderne : « Quand on jouit des superfluités de la vie, il est facile de regarder l'infortune avec le bout de la lunette qui éloigne les objets ; alors on ne voit plus la misère avec son effrayant cortège ; on ne se la représente qu'en miniature. » Mais reprenons le fil de notre observation.

Durant les dernières journées que nous passâmes sur le radeau, la raison, comme pour ajouter encore à nos maux, vint nous éclairer ; tel est à peu près cet état dans lequel tombe un malade atteint d'une fièvre ataxique violente ; il paraît tout à coup plus calme à la suite d'un accès foudroyant ; il reprend même sa raison, et les assistants croient à un mieux décidé ; mais la mort, qui arrive quelques instants après, vient seule les éclairer sur ce calme trompeur. Ce ne sont plus des fureurs ou des actes dictés par le plus noir désespoir que j'ai à retracer, mais la position cruelle de quinze infortunés réduits à la plus affreuse misère. Nos regards se portaient avec une sombre inquiétude vers le peu de vin qui nous restait ; c'était là tout notre espoir : nous regardions avec effroi les ravages que le désespoir et l'abstinence avaient produits. Un de mes compagnons, me serrant la main et versant des larmes, me dit, *vous êtes bien changé* ; huit jours de tourments nous avaient rendus méconnaissables.

Nous voyant réduits à un petit nombre, nous recueillîmes le peu de force qui nous restait, et arrangeâmes une espèce de parquet sur lequel nous reposâmes : ce fut sur ce nouveau théâtre que nous décidâmes à attendre la mort d'une manière digne de Français, et avec une entière résignation. Quelquefois nous sortions de l'abattement profond dans lequel nous étions plongés, nos caractères reprenaient un peu d'énergie ; et alors, pour faire passer le temps avec plus de rapidité, quelques-uns de nous racontaient leurs campagnes et leurs triomphes, ou les différents dangers qu'ils avaient courus sur la mer. C'est ainsi que se passèrent quelques jours ; notre désespoir était était plus concentré, et chacun cherchait à dissimuler ses tourments à l'infortuné qui gisait près de lui. La discorde cependant vint encore troubler notre tranquillité ; c'était le dixième jour que nous passions sur le radeau. A la suite d'une distribution, il prit à plusieurs de nos compagnons la bizarre fantaisie de vouloir se détruire, mais de s'enivrer auparavant avec le reste de notre barrique. *Quand on est malheureux comme nous*, disaient-ils, *on ne doit désirer que la mort*. Nous leur opposâmes les plus vives représentations ; mais leurs cerveaux malades conservaient fixement la folle idée qui les dominait, et un nouveau combat allait peut-être s'engager ; mais ils cédèrent enfin et se rendirent à nos raisons. J'ai observé que, toujours après les distributions de vin, beaucoup de nous, après en avoir pris leur faible portion, tombaient dans un état voisin de l'ivresse, et que toujours il régnait parmi nous beaucoup plus de mésintelligence. Dans l'intervalle des distributions, nous étions très tranquilles ; quelquefois même, pour éloigner les idées affligeantes qui nous dominaient, quelques-uns se permettaient des plaisanteries, qui nous faisaient encore sourire malgré l'horreur de notre situation. Un, entre autres, dit un jour, *si le brick est envoyé à notre recherche, prions Dieu qu'il ait pour nous des yeux d'Argus* ; faisant allusion au nom du navire que nous présumions devoir venir à notre recherche. Quant à moi, je faisais taire mes craintes et les cachais à tous les regards ; mais que de moments pénibles ! Que de souvenirs déchirants lorsque je me livrais tout entier à la réflexion ! Mon âme était brisée était brisée lorsque je me rappelais ma patrie et mes amis. Si quelquefois nos rêves nous retraçaient quelques plaisirs passés, combien était cruel l'instant du réveil ! Un jour j'arrachai au sommeil M. *Coudin* qui reposait près de moi : *Tu m'as fait bien du mal*, me dit-il ; *je rêvais que j'étais près d'une fontaine où je me désaltérais.* Un cri général éclata sur le radeau, *taisez-vous* ; nous cherchions surtout l'idée que des hommes heureux pouvaient satisfaire tous leurs besoins, et avoir même du superflu ; rien pour nous n'était plus affligeant ; et cette conviction nous arrachait des plaintes amères.

Le 17 au matin, treizième jour de notre abandon, chacun savourait avec délices la faible portion de vin qu'il venait de recevoir, lorsqu'un capitaine d'infanterie, jetant ses regards à l'horizon, aperçut un navire, et l'annonça par un cri de joie. Pendant quelques instants, nous flottâmes entre l'espérance et la crainte : les uns disaient qu'ils voyaient grossir le navire ; d'autres qu'il s'éloignait. Ces derniers étaient les seuls dont les yeux n'étaient pas fascinés par l'espérance ; car le brick disparut. Du délire de la joie nous passâmes à celui de l'abattement et de la douleur ; mais tel est l'effet que produisent de longs malheurs : l'âme en est si fortement froissée, qu'elle n'est plus susceptible de soutenir longtemps une vive impression, ou agréable ou pénible ; aussi retombâmes-nous dans cet état d'insensibilité d'où nous avait tirés pour quelques instants la vue du navire l'Argus. Je m'étais en quelque sorte familiarisé avec la mort ; je la voyais s'approcher sans regret, puisqu'elle devait être le terme de mes souffrances : aussi disais-je : *Lorsque je sentirai que mes forces m'abandonneront entièrement, je m'envelopperai de mon mieux, je me coucherai sur ce parquet témoin des plus cruels tourments, et là j'attendrai ma dernière heure avec résignation.* Ces réflexions étaient d'autant moins pénibles pour moi, que j'avais vu une foule d'infortunés terminer leur existence sans donner des marques extérieures d'une grande douleur : ils devenaient d'abord entièrement aliénés, et rien ne pouvait les calmer. J'ai éprouvé ces premiers symptômes, comme je l'ai déjà dit ; et certes mon état n'avait rien de pénible. Ils tombaient ensuite dans une sorte d'insensibilité, et s'éteignaient comme une lampe qui cesse de brûler faute d'aliment. Un enfant de douze ans, nommé *Léon Rignac*, (c'était vers le huitième jour de notre abandon) ne put résister à tant de privations, et succomba. Tout parlait en faveur de cette jeune et aimable créature, qui méritait un meilleur sort ; sa figure angélique, sa voix harmonieuse, l'intérêt d'un âge si tendre, augmenté encore par le courage qu'il avait montré, et les services qu'il pouvait compter, puisque déjà il avait fait l'année précédente une campagne dans les Grandes Indes ; tout nous inspirait la plus tendre pitié pour cette jeune victime dévouée à une mort si affreuse et si prématurée. Aussi nos vieux soldats, et tous en général, lui prodiguèrent, lorsque les circonstances le permirent, tous les secours qu'ils crurent propres à prolonger son existence. Ce fut en vain ; ses forces finirent par l'abandonner ; ni le vin qu'on lui donnait sans regret, ni tous les moyens qu'on pu employer ne l'arrachèrent à son funeste sort ; et ce jeune élève expira dans les bras de M. *Coudin*, qui n'avait cessé d'avoir pour lui les attentions les plus empressées. Tant que les forces de ce jeune marin lui avaient permis de se mouvoir il n'avait cessé de courir d'un bord à l'autre, en demandant à grands cris sa malheureuse mère, de l'eau et des aliments. Il marchait indistinctement sur les pieds et les jambes de ses compagnons d'infortune, qui, à leur tour, poussaient des cris douloureux et à tout instant répétés ; mais très rarement ces plaintes étaient suivies de menaces ; on pardonnait tout à l'infortuné qui les avait excitées. D'ailleurs, il était dans un véritable état d'aliénation, et, dans son égarement non interrompu, on ne pouvait plus attendre de lui qu'il se comportât comme s'il lui fût resté quelque usage de la raison ; il tomba ensuite dans un état comateux, qui dura au moins vingt-quatre heures, et expira.

Vers les six heures du même jour 17, un de nos compagnons, jetant ses regards sur la mer, poussa tout à coup un grand cri, et se tourna vers nous. Ses mains étaient étendues ; il respirait à peine. Tout ce qu'il put dire, ce fut, *sauvés ! Voilà le brick qui est sur nous !* Il était effectivement très près. Nous nous embrassâmes tous avec des transports qui tenaient beaucoup de la folie, et des larmes de joie sillonnèrent nos joues desséchées par les plus cruelles privations. Ce navire libérateur vint se mettre à portée de pistolet de notre radeau ; il envoya un canot, et en peu de temps nous fûmes tous transportés sur son bord.

A peine échappés, quelques-uns de nous éprouvèrent encore des accès de délire : un officier de troupes de terre voulait se jeter à la mer pour aller, disait-il chercher son portefeuille ; il eût même exécuté ce dessein, si on ne l'eût retenu : d'autres eurent des accès non moins marqués.

Telle est l'observation que j'ai recueillie sur les effets de l'abstinence ; mais, à la suite de tant de souffrances, on pensera sans doute qu'il est absolument impossible que notre manière d'être n'ait pas subi quelques modifications : je vais les indiquer d'après ce que j'ai éprouvé.

L'exaltation morale que m'occasionnèrent tant de souffrances se prolongea au moins quinze jours au-delà de notre délivrance ; j'étais dans une excitation continuelle, et souvent, au milieu de la nuit, je me réveillas, me croyant encore sur le radeau. Quelques-uns de mes camarades éprouvèrent comme moi ce que je viens de dire. Un nommé *François* devint sourd, et resta longtemps dans un état d'idiotisme. Un autre a éprouvé, depuis notre catastrophe, des moments d'absence bien prononcés. J'ai vu ma mémoire, qui avant était très heureuse, s'affaiblir d'une manière très marquée.

Avant cette funeste expédition, mon caractère était assez égal ; la vie me paraissait le plus grand bienfait de la Divinité ; maintenant la moindre cause m'irrite : je suis d'une susceptibilité extrême, et mon cœur est avide de dangers. Je le sens, si le hasard m'appelait à la défense de la patrie, ce serait avec audace que je braverais la mort sur un champ de bataille ; j'ai trop appris à la mépriser pour reculer à son aspect. Avant mon départ d'Europe, certes, je me suis trouvé dans des circonstances périlleuses ; j'ai su cacher aux yeux de mes compagnons la crainte que m'inspirait le danger ; mais j'avais besoin de tout mon courage ; et maintenant ces mêmes circonstances feraient à peine sur moi la plus légère impression.

A présent encore, lorsque je me retrace les scènes terribles dont j'ai été témoin, elles se présentent à mon imagination comme ces rêves funestes qui quelquefois nous frappent vivement, et dont au réveil, nous recherchons avec peine les motifs et les causes appréciables. Tous ces évènements horribles, auxquels j'ai miraculeusement survécu, me paraissent comme un point dans mon existence. Je les compare encore à ces accès d'une fièvre brûlante qui a été accompagnée de délire : mille objets se peignent à l'imagination du malade. Rendu à la santé, il se retrace quelquefois toutes les visions qui l'ont tourmenté pendant la fièvre qui le dévorait et exaltait son esprit. Dans ces moments terribles, nous étions réellement atteints d'une véritable fièvre cérébrale, suite d'une exaltation morale poussée à l'extrême. Quelquefois encore, au milieu des nuits, lorsque surtout j'ai éprouvé de vives contrariétés et que les vents soufflent avec violence, mon imagination troublée me retrace le funeste radeau ; je vois une mer en furie prête à m'engloutir, des bras levés pour me frapper, et l'horrible cortège de toutes les passions déchaînées du cœur humain, la haine, la trahison, la vengeance, le désespoir ; toutes les furies enfin promènent autour de moi leurs spectres hideux et menaçants. Le temps effacera-t-il de ma mémoire tant de souffrances, et des souvenirs aussi cruels ? Mais, en terminant, je dois un aveu : c'est que les menées de l'intrigue, qui prépare et produit l'injustice, sont encore venues aggraver ma situation morale ; peut-être que des bienfaits, en allégeant mes douleurs, les auraient au moins rendues plus supportables en m'offrant un avenir plus heureux ! … Que ma patrie prospère, et je suis consolé !

Nielrow Éditions – mars 2018